L'EAU

MÉTHODE SPÉCIALE

DE SON EMPLOI CURATIF.

Paris. — Imprimerie de L. Martinet, rue Mignon, 2.

L'EAU

MÉTHODE SPÉCIALE

DE SON EMPLOI CURATIF

PAR

LE BARON DE PONTE RENO.

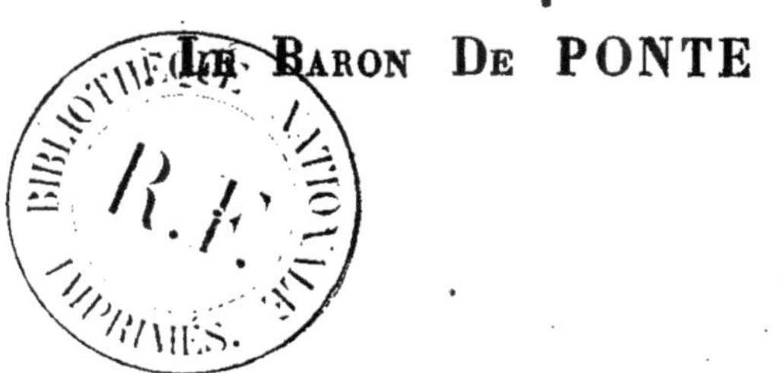

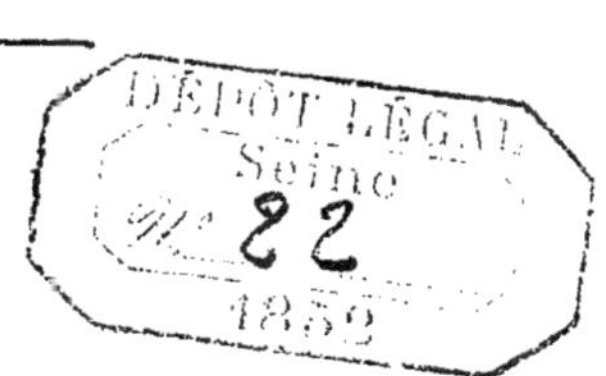

PARIS,
VICTOR MASSON, LIBRAIRE-ÉDITEUR,
PLACE DE L'ÉCOLE-DE-MÉDECINE.

1852

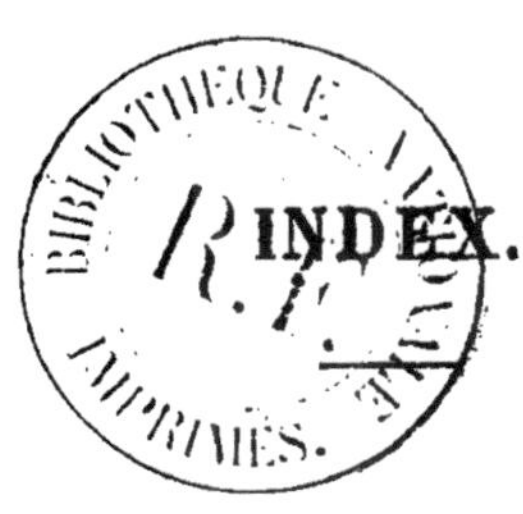

INDEX.

AU LECTEUR.

Condamné, il y a douze ans, d'après l'opinion de médecins, à perdre bientôt la vue, l'auteur de cet écrit voulut, pour échapper à ce malheur, tenter un dernier effort. Depuis longtemps il avait songé aux forces qui résident dans l'eau, ce grand bienfait de la nature. Les essais faits par Priesnitz et les résultats que cet homme de génie avait obtenus, conduisirent l'auteur à essayer le traitement par l'eau. Mais il reconnut bientôt que la méthode généralement usitée n'avait pas été assez approfondie et exigeait beaucoup de modifications. Il expérimenta sur lui-même, et il parvint à améliorer et puis à conserver sa vue. Encouragé par ce succès, il continua avec assiduité ses études et ses observations pendant douze ans, et aujourd'hui il croit de son devoir d'en communiquer le résultat au public.

Il a reconnu qu'il y a *deux conditions* qui ont la plus grande influence sur la réussite de ce traitement. La première est *la température de l'eau réglée par degrés*, accommodée à la constitution de chaque individu, à son âge, à sa maladie et variée à chaque phase de la maladie. La seconde consiste dans *les détails des procédés* du traitement.

L'étude de *la température réglée par degrés* était, autant qu'il le sait, négligée jusqu'à présent; et *pour le détail du procédé*, il n'existe pas un seul livre, qui entre dans le fond des choses, minimes en apparence, et qui sont en réalité de la plus haute importance.

L'auteur s'est convaincu que, pour assurer le succès, il faut savoir régler la température de l'eau de la manière la plus spéciale et la plus catégorique, et observer les détails les plus minutieux de chaque sorte du traitement.

Ainsi, par exemple, un bain de siége de 8 degrés Réaumur et de dix minutes de durée *fortifie* et *irrite*.

Un bain de siége de 14 degrés Réaumur et de trente minutes *relâche* et *donne du calme*.

Un bain de pieds pris à 3 centimètres de hauteur avec de l'eau de 8 à 10 degrés, pendant trente minutes, en frottant continuellement les jambes et faisant immédiatement après une promenade, qui doit durer jusqu'au réchauffement parfait des pieds, *retire le sang des parties supérieures et l'attire dans les jambes.*

En omettant *un seul de ces détails, ce bain fera l'effet tout à fait contraire.*

L'auteur a reconnu que l'on suit un système beaucoup trop uniforme, et il s'est efforcé de faire connaître les différents degrés de la température et les détails les plus minutieux de chaque sorte de traitement par l'eau. Mais il a reconnu aussi que le traitement par l'eau ne se doit pas borner seulement à *l'eau ordinaire*. La nature a préparé une pharmacie divine non par *son eau*, mais par *ses eaux*. L'immense quantité de différentes *sources minérales* qui jaillissent de la terre, et *l'eau de la mer*, forment avec l'eau douce une pharmacie complète, par laquelle les maladies peuvent être guéries. Les personnes qui ne peuvent pas être traitées par l'eau douce, le seront par les eaux minérales ou par l'eau de la mer.

Il ne pouvait donc pas traiter de l'emploi curatif de l'eau, sans faire mention de *toutes les eaux* que Dieu a mises à notre disposition, parce qu'il reconnaît ces eaux comme *partie intégrante* du traitement. Il n'est pas entré dans des détails spéciaux sur ces matières, qui ont déjà été traitées amplement par de grands chimistes et médecins; mais sa méthode et son système n'auraient pas été complétement exposés, s'il n'en eût fait mention.

2

L'auteur n'a pas la prétention d'écrire un livre de médecine; mais il se flatte d'avoir dit la *vérité* et d'être *utile*.

Il n'a pas dit un seul mot dans cet écrit, qui n'émane d'une conviction profonde et d'une expérience acquise.

Il a tâché de ne rien dire de superflu, et, comme on voit, son ouvrage n'est pas très volumineux; mais il prie le lecteur *de peser chaque phrase et chaque mot.*

Les lecteurs voudront bien l'excuser aussi, s'ils ne trouvent pas dans ce livre la pureté et l'élégance du style, que l'on aurait le droit d'exiger, l'auteur écrivant dans une langue qui ne lui est pas tout à fait familière. Quelques personnes graves en France, auxquelles il avait fait connaître ses observations et son système, l'ont pressé vivement de publier ces notes en français.

Il prie enfin de croire qu'il est tout à fait *désintéressé*, et que son seul but, son seul désir, est d'être utile à l'humanité.

Paris, le 1er décembre 1851.

L'EAU

MÉTHODE SPÉCIALE

DE SON EMPLOI CURATIF.

GÉNÉRALITÉS.

C'est un grand malheur, chez les hommes, que de s'éloigner de la nature. Les problèmes les plus difficiles peuvent être facilement résolus, en les réduisant aux principes les plus simples. Si l'on essayait de guérir la plupart des maladies, dont souffre l'humanité, par les remèdes les plus naturels, on pourrait réussir; mais les efforts des hommes tendent sans cesse à inventer des remèdes nouveaux, compliqués, extraordinaires, à s'éloigner ainsi de la bienveillante nature qui nous trace des règles simples, intelligibles et salutaires.

On parle souvent des moyens qu'elle nous donne pour la conservation de la santé, savoir: *l'eau, les aliments simples, l'exercice* et *l'air vital;* mais malheureusement quelques uns de ces éléments essentiels de la vie sont à peine connus et généralement mal approfondis.

Il n'est personne qui ne reconnaisse la nécessité de l'*exercice* et d'*un air pur*, mais les avantages d'une *alimentation simple* sont beaucoup moins appréciés et je dirai même généralement méconnus dans la pratique. La plupart des substances dont nous nous nourrissons tendent moins à entretenir et à fortifier nos organes qu'à les irriter. L'art culinaire semble souvent n'avoir pour but que de gâter nos aliments ou de les rendre nuisibles. Aussi Juvénal disait-il avec raison : « *Innumeros miraris morbos, coquos numera.* »

C'est ainsi que l'usage de manger et de boire très chaud affaiblit nos organes et en altère l'activité et l'énergie. Qu'on prenne chaque jour un bain très chaud, la peau ne tardera pas à être altérée et par suite la santé sera elle-même bientôt détruite. Et cependant on donne trois ou quatre fois par jour à l'estomac des injections chaudes, et l'on veut maintenir la santé ! J'ai la conviction que c'est là un usage qui contribue au développement de beaucoup de maladies, et que l'on maintiendrait sa santé en meilleur état si l'on buvait et mangeait froid ou tout au moins tiède.

Une autre cause commune de détérioration de

la santé est l'étrange complication que l'on fait subir aux aliments servis sur nos tables. Pense-t-on que l'estomac puisse digérer aisément tant d'aliments divers et que ce soit impunément que l'on introduit dans l'économie autant de substances étrangères, qui sont loin d'être toutes également assimilables et également appropriées aux vrais besoins de la vie! On recherche les produits de tous les climats, comme si la nature n'avait pas distribué sous chaque latitude la nourriture qu'elle destine à chaque créature.

Disons-le donc tout d'abord : Pour maintenir le bon état de sa santé, il faut se nourrir de *bon pain, de viande simplement préparée, préférablement rôtie, de fruits savoureux mûrs et point cuits, et de légumes cuits à l'eau.*

Pour ce qui est des boissons, alors qu'on ne croit qu'étancher sa soif, on dépasse ce but en buvant du vin, de la bière, du café, du thé et des liqueurs spiritueuses. Voulez-vous apaiser la soif? Il faut suivre l'indication de la nature qui met sous notre main l'*eau* et le *lait;* ces deux boissons bienfaisantes qui n'ont pas seulement pour effet de désaltérer, mais dont l'usage habituel concourt et suffit souvent même à lui seul à la guérison d'un grand nombre de maladies.

L'*eau*, en particulier, est à la fois le moyen le plus puissant que la nature nous ait donné pour nous maintenir en force et en santé, et l'une des plus énergiques ressources qui soient à notre disposition pour la guérison de la plupart de nos maladies. Mais ses nombreuses applications à l'hygiène et à la médecine, depuis longtemps entrevues par des philosophes et par des médecins célèbres, sont à peine connues et livrées jusqu'ici aux plus grandes incertitudes. Beaucoup de personnes qui se croient très éclairées sur les lois de l'hygiène, s'imaginent que pour tirer parti des propriétés salutaires de l'eau, il suffit de faire transpirer un homme et de le plonger ensuite dans un bain froid, ou de lui administrer une douche. Employée avec cette ignorance et cette légèreté, l'eau a causé plus de maladies qu'elle n'en a guéri.

L'application de l'eau, comme moyen curatif, exige malheureusement de longues et sérieuses études, des recherches multipliées et surtout une grande expérience. Ces études et ces recherches, je les ai faites pendant bien des années ; j'ai beaucoup vu, et c'est ce qui m'a engagé à essayer, dans l'intérêt de l'humanité, d'exposer le plus brièvement et le plus clairement possible, le résultat de mes études et de mon expérience.

J'indiquerai, dans cet opuscule, les applications de l'*eau en général* et non pas seulement de l'*eau froide*, au traitement des diverses maladies; et je décrirai avec les plus grands détails les *procédés* propres à en utiliser et à en régulariser l'emploi.

Disons d'abord quelles sont les qualités que doit avoir l'eau destinée à cet usage.

L'eau doit être *molle*, douce, légère et dissolvante. Pline disait qu'elle doit en quelque sorte être semblable à l'air. Pour éprouver ces qualités, on jette dans un verre rempli d'eau quelques gouttes d'esprit de savon. S'il se forme un dépôt, c'est une preuve que l'eau n'est pas pure. Chacun sait, du reste, que l'eau dans laquelle cuisent les légumes secs et se dissout le savon, est bonne, pourvu toutefois qu'elle n'ait pas le goût qu'elle contracte dans les rivières marécageuses.

Avant de parler du traitement par l'usage de l'eau, il convient d'écarter une grande erreur dans laquelle sont tombées beaucoup de personnes qui se sont occupées d'hydropathie. Elles croient qu'il faut toujours employer *l'eau froide. C'est une faute*. L'eau doit être *froide*, *tempérée*, *chaude même*, suivant la nature et les phases de la maladie contre laquelle on l'emploie, l'âge et la constitution du sujet que l'on soumet à son usage. La connaissance *du degré de fraîcheur* ou *de tiédeur* qu'elle doit avoir, suivant les indications qu'on a en vue, est indispensable à qui veut l'employer avec succès. Il faut, pour arriver à cette détermination, étudier le tempérament du malade, le caractère de la maladie, les changements qui surviennent dans son cours. Chaque jour, et, pour ainsi dire, chaque moment peut exiger des modifications dans la température de l'eau. Cette étude est difficile, elle demande beaucoup d'attention et d'expérience. On ne sera donc pas surpris de me voir entrer à ce sujet dans quelques développements indispensables à l'intelligence de tout ce travail, comme à l'application de la méthode qu'il a pour objet d'exposer.

Ceux qui savent que l'eau est un des plus grands *excitants* qui existent dans la nature et qu'elle agit particulièrement par la *réaction* que produit en grande partie sa *fraîcheur*, comprendront facilement que le degré d'excitation ou de réaction salutaire à un sujet fort et pour telle maladie donnée, pourrait être nuisible et produire même la mort chez un individu faible ou dans une autre maladie. Donnez à un enfant qui a la fièvre scarlatine, un bain froid, vous pouvez être presque certain que l'éruption sera répercutée et qu'un mal atroce va éclater sur une partie quelconque du corps, soit les yeux, les oreilles, les bras ou les jambes, etc.; heureux encore si vous ne le tuez pas. Traitez, au contraire, cet enfant par des enveloppes bien tordues du corps entier, changez toutes les dix minutes et donnez-lui, en sortant, un bain de 18 degrés et de quinze minutes de durée; répétez ce traitement pendant huit jours deux fois par jour et vous le guérirez.

Que si, au contraire, vous administrez à un jeune homme fort et robuste, affecté d'une maladie syphilitique grave (autre qu'un écoulement), un traitement avec de l'eau à une température de 18 degrés, vous n'avancerez en rien sa guérison; tandis que vous le guérirez promptement par des transpirations dans des enveloppes excitantes du corps entier, de la durée de plusieurs heures, suivies d'un bain de 7 à 9 degrés et de deux minutes de durée. Ce traitement devra être appliqué chaque jour une fois pendant quatre semaines et suivi de la douche et des bains de siége de 12 degrés et de quarante-cinq minutes.

Je donnerai dans la suite de cet écrit, et en parlant des différents modes de traitement, tous les renseignements nécessaires pour qu'on en puisse suivre l'application dans les plus minutieux détails et avec la plus grande rigueur.

Quel que soit celui de ces différents modes de traitement que l'on se propose de mettre en usage, il faut toujours avant de commencer :

I. Considérer l'âge, la constitution et l'état général de la santé du sujet ;

II. Régler le régime pendant toute la durée du traitement ;

III. Régler et modifier ce traitement suivant la nature de la maladie et ses diverses phases, et le cesser en temps opportun.

I

De l'âge, de la constitution et de l'état général de la santé du sujet.

Les petits enfants, les personnes âgées, faibles, irritables ou nerveuses, ne doivent employer l'eau qu'à une température assez élevée. Dans ces cas on applique l'eau à la température de 16 degrés *Réaumur* (1), et on l'élève à 20 ou même 24 degrés en cas de besoin. Au contraire, les personnes jeunes, robustes, non nerveuses, peuvent employer l'eau depuis 16 et, en diminuant, jusqu'à 6 degrés. Quant aux enfants en bonne santé, je dois en dire un mot tout de suite, parce que j'ai vu souvent les traiter de la manière la plus contraire à la raison et la plus dangereuse.

Les enfants en bonne santé peuvent être baignés chaque jour, dès leur naissance et jusqu'à dix-huit mois, dans de l'eau à 20 degrés. Il ne faut pas les laisser dans l'eau pendant une demi-heure, comme on le fait quelquefois, mais seulement

(1) Il doit bien être entendu une fois pour toutes, que les chiffres de température employés dans tout ce travail se rapportent au thermomètre *Réaumur*.

pendant *quatre ou cinq minutes.* La petite baignoire doit être remplie à la hauteur de 12 à 15 centimètres. Le matin, quand l'enfant s'éveille, on le met de suite dans le bain, on promène une grande éponge mouillée sur sa tête et sur toutes les parties de son corps qui sont hors de l'eau et l'on frotte tout doucement tout son corps avec les mains trempées dans la baignoire. Au bout de quatre ou cinq minutes, on sort l'enfant du bain, on l'enveloppe dans un drap sec, on le frotte bien, on l'essuie, on l'habille en lui donnant à boire un peu d'eau fraîche. Quand l'enfant sait marcher, on le fait sortir de suite et courir au grand air.

A mesure que l'enfant devient plus âgé et plus fort, on emploie progressivement de l'eau à une plus basse température. Ainsi, à deux ans, l'eau sera à 18 degrés; à trois ans, à 17; à six ans, l'eau peut être employée à 16 degrés; entre la sixième année et jusqu'à la dixième, on descendra à 10 et même à 8 degrés. Dès que l'enfant est indisposé, on augmente la température de 1 à 4 degrés; on la monte jusqu'à 20 ou 22 degrés, si l'indisposition est grave. Du reste, chacun sait qu'il ne faut pas donner aux enfants des choses irritantes et ne leur faire jamais boire du café, du thé, de la bière, etc.

Les personnes très âgées, faibles ou nerveuses, doivent être traitées à peu près comme les enfants et toujours par de l'eau à une température un peu élevée. Mais ce n'est qu'après avoir bien examiné l'individu, son âge, sa force ou sa faiblesse et le caractère de sa maladie, que l'on détermine le degré de température de l'eau et le mode de traitement. Sans ces observations préalables, non seulement le traitement n'aurait pas un résultat favorable, mais il pourrait devenir nuisible et même produire la mort.

Il y a des maladies dans lesquelles l'emploi de l'eau *n'est pas admissible.*

Les phthisiques, par exemple, ne doivent point être traités par les remèdes dont nous parlons. Mais il faut prendre garde ici de ne pas s'arrêter aux apparences. Ainsi quelquefois le rhumatisme, la goutte, les hémorrhoïdes, les règles supprimées, occasionnent des douleurs de poitrine qui pourraient en imposer pour la phthisie. Quand on soupçonne que l'individu n'a que les apparences de la phthisie, on commence un traitement très modéré. On emploie les frictions et les enveloppes calmantes dont il sera parlé plus bas. On donne en même temps à boire au malade, par jour, de six à dix verres d'eau bien fraîche, on prescrit un régime bien réglé, on interdit toute boisson irritante, on donne du lait à boire, et l'on permet les fruits bien mûrs. Si, au bout de huit jours, il se manifeste une éruption à la peau, on continue ce traitement. Si, au bout de quinze jours, des abcès apparaissent, on peut continuer le traitement sans crainte, presque certain alors de la guérison. Mais si nul abcès, nulle éruption n'apparaissent dans cet espace de temps, ou même si, au bout de huit jours, le malade se sent affaibli, et si le mal augmente, il faut tout de suite cesser le traitement, car, ainsi que je l'ai déjà dit, il serait fort nuisible.

Quant aux maladies *du foie*, ce traitement ne leur convient pas non plus. On peut, quand on en est affecté, prendre quelquefois un bain de propreté à 20 ou 24 degrés, pendant *vingt minutes;* mais en général les bains sont contraires à ces sortes de maladies. Seulement on peut, sans inconvénient, boire beaucoup d'eau fraîche.

Les *constipations invétérées* ne doivent pas non plus être traitées par notre méthode, mais on fera bien aussi dans ce cas de boire beaucoup d'eau.

Bien qu'on ait pu croire que ce traitement convient également aux *dérangements du cerveau* et à la *folie,* de quelque cause qu'elle provienne, il est malheureusement vrai qu'il est rarement efficace contre la folie.

Toutefois, son emploi sera d'un excellent effet dans le plus grand nombre des autres maladies, soit aiguës, soit chroniques.

Un point très important, avant de commencer tout traitement de ce genre, c'est de bien examiner d'abord la *qualité de la peau* du malade. La plupart des gens négligent d'en prendre soin. On pense à la conservation de chaque partie du corps, soit intérieure soit extérieure. On soigne les yeux, les dents, les oreilles, les mains, les pieds, les poumons et l'estomac; mais, en général, on songe fort peu à la conservation de la peau. Cependant la nature l'a destinée à garantir le corps humain contre les influences nuisibles du dehors. Elle opère par les pores de la manière la plus efficace, et l'on pourrait éviter beaucoup de maladies par un sage traitement de cette enveloppe délicate.

Pour ce qui concerne l'examen de la peau, qui doit précéder le traitement, voici ce qu'on peut dire: Une peau saine doit être assez épaisse, elle doit résister à la main qui la touche, avoir un certain lustre, comme si elle était un peu graissée, et rougir légèrement lorsqu'on la frotte avec de l'eau. L'absence de ces qualités indique une peau malade.

Si elle les a complétement perdues, le traitement par l'eau sera sans résultat salutaire ; mais si elle en a conservé quelques unes, on peut essayer le traitement, en observant que plus la peau est altérée, plus le traitement doit être doux et modéré. Ainsi, l'eau employée, dans ce cas, devra avoir une température de 14 à 20 degrés. On ne provoquera pas la transpiration, on ne donnera pas la douche, mais on commencera par *une friction* par jour, ou par *un ou deux enveloppements calmants du corps entier*, suivis *d'un demi-bain*, à *une température un peu élevée*, enfin, on ménagera le malade jusqu'à ce que sa peau soit un peu fortifiée. Alors on pourra, mais toujours en avançant pas à pas et avec précaution, pratiquer un traitement plus actif. Mais on ne devra jamais employer, à l'égard des personnes dont la peau est affaiblie, les moyens énergiques dont on peut user à l'égard des personnes dont la peau est forte et dans un état normal. Je reviendrai plus tard, en expliquant chaque mode de traitement, sur l'examen du malade. Il suffira de répéter ici ce que, du reste, on ne peut pas répéter assez souvent : *les personnes faibles ou âgées doivent employer l'eau d'une manière très modérée.*

II

Du régime pendant le traitement.

Il faut apporter au régime des malades toute l'attention et tous les soins possibles, et ne pas croire que le régime consiste dans *l'abstinence* des aliments. Il semble que la nature ait établi une lutte constante entre le corps humain et la maladie, et que, toujours bonne mère, elle ait donné à l'homme la force nécessaire pour subjuguer le mal. Mais trop souvent on fait tout pour ôter au corps la force qui lui est nécessaire pour combattre et pour vaincre, et, j'oserai le dire, beaucoup de malades *meurent de faiblesse et même de faim, par suite d'une abstinence trop rigoureuse.*

Trop souvent on prive les malades d'aliments, parce que la faiblesse produite par la faim diminue tellement la force vitale, que la maladie semble s'affaiblir et disparaître; mais c'est une illusion, et les conséquences de ce régime sont presque toujours funestes. Je ne prétends pas pourtant que le malade doive manger sans faim. Dès que le besoin de prendre quelque nourriture se fait sentir, il faut qu'il se nourrisse, non comme on le fait ordinairement, de potages et de fruits cuits accompagnés de douceurs, de tisanes, et quelquefois même de vins fins; mais de lait nouvellement trait et jamais cuit, de fruits crus et bien mûrs, de riz, de semoule préparée au lait ou au jus sans épices, rarement un peu de potage gras simplement préparé, de bon pain. Quand la santé est un peu revenue, on peut ajouter de bonne viande rôtie et des légumes préparés sans poivre ou autres drogues nuisibles. Quant à la boisson, le malade ne doit prendre que de l'eau pure et bien fraîche, du lait doux, pas cuit, ou du petit lait. Quelquefois, mais rarement, il pourra prendre une tasse de chocolat homœopathique, c'est-à-dire composé uniquement de cacao et de sucre. Quand le malade se fortifie, on peut ajouter à son régime de la viande bouillie et des farineux nourrissants. La cuisine allemande emploie les farineux un peu salés, pratique qui convient au traitement dont nous parlons, ainsi que les *Kloesse* et les *Nudel*, pâtisserie préférable à toute pâtisserie sucrée.

Quant au *lait*, beaucoup de personnes sont imbues du préjugé qu'il est d'une digestion difficile. Peu d'aliments, au contraire, sont plus sains, plus nourrissants et plus faciles à digérer que le lait cru. Il est certain aussi que plusieurs maladies peuvent être guéries par le seul usage du lait. En se nourrissant exclusivement d'une seule substance, on devient presque toujours gravement malade et on meurt même; le lait est la seule substance qu'on puisse prendre exclusivement et comme unique nourriture sans dangers et avec succès. *La phthysie, les écoulements blennorrhagiques,* peuvent être guéris par ce moyen si simple, auquel on peut ajouter un peu de pain, pendant la convalescence. *Les inflammations les plus opiniâtres de toute espèce,* particulièrement celles de l'*estomac*, de la *poitrine*, de la *gorge* et des *yeux,* peuvent également être guéries de cette manière, sans compromettre le sort futur de la santé. *Les ulcères de l'estomac* même peuvent être guéris par le lait; mais le malade doit vivre, dans ce cas, uniquement de lait pendant plusieurs semaines, et en prendre autant qu'il en peut digérer.

III

Des différents modes du traitement par l'eau.

Il est très difficile de tracer des règles générales en ce qui concerne les différents modes de traitement d'après les différents signes et symptômes qui paraissent à chaque phase de la maladie, et la connaissance exacte du moment où il faut cesser le traitement. Il faut pour cela avoir un certain tact et surtout l'expérience. Je me flatte que quiconque, doué d'intelligence, aura lu *avec attention* cet essai et l'aura médité, trouvera le moyen de suivre les phases de beaucoup de maladies, et de les guérir, en employant les véritables moyens qu'il faut suivre.

La première règle est d'appliquer le traitement suivant la force du sujet et de seconder la nature dans les efforts qu'elle fait constamment pour chasser la maladie. Sans doute il ne faut pas accabler le malade de remèdes, il ne faut pas porter l'excitation jusqu'au dernier degré; mais aussi il ne faut pas être timoré.

Les *crises* qui précèdent la guérison n'arrivent jamais sans une certaine irritation et sans l'apparition de symptômes inquiétants; mais il ne faut pas s'en alarmer et perdre courage. On doit continuer le traitement et l'on reconnaîtra bientôt que ces symptômes sont passagers et feront place à un bien-être nouveau. Quelquefois les douleurs, longtemps sédentaires, changent enfin de place. Il faut alors continuer le traitement primitif en y ajoutant une application spéciale pour les symptômes nouvellement apparus. Ainsi, par exemple, j'ai vu un malade, artiste peintre, qui souffrait d'un mal de gorge invétéré. Après avoir suivi quelque temps le traitement par l'eau froide, il avait presque perdu un œil. Cependant on continua de le traiter comme auparavant, en ajoutant des enveloppements partiels irritants sur son œil, ce qui ne l'empêchait pas de sortir et de se promener. Au bout de quelque temps l'œil se rétablit entièrement et le mal de gorge disparut. Un autre malade, qui souffrait de la goutte, devint sourd d'une oreille. On continua le traitement ordinaire, sans y rien changer : la surdité partielle disparut au bout de trois semaines, sans que les autres douleurs reparussent. Quelquefois sous l'influence du traitement une forte fièvre, même une fièvre nerveuse éclate. On applique alors les moyens indiqués dans ce traité pour cette sorte de maladie, on élève la température de l'eau et l'on diminue les rigueurs du traitement.

Les simples *éruptions* à la peau sont toujours de bon augure. Dans ce cas, la rigueur du traitement ne doit être aucunement diminuée. Quand des *abcès* ou des *ulcères* apparaissent, toujours accompagnés de douleurs et d'un grand malaise, il ne faut rien craindre. Au contraire, dans ces cas on peut presque toujours espérer la guérison. Mais il faut bien se garder de suspendre le traitement. L'interruption pourrait devenir funeste, tandis que si on le continue avec courage, on peut être à peu près certain de la guérison. Ces abcès et ces ulcères, qui ne sont que l'effet de crises efficaces et salutaires, doivent être traités uniquement au moyen d'enveloppements partiels irritants, et jamais avec des emplâtres ou des drogues d'une application toujours dangereuse. Si ces ulcères prenaient une mauvaise apparence, il ne faudrait pas se laisser intimider, mais continuer les enveloppements partiels sur les ulcères avec le traitement primitif, certain de la guérison. Je pense que les *ulcères cancéreux* eux-mêmes peuvent être guéris par les enveloppements partiels irritants, joints aux enveloppements calmants du corps entier, et suivis d'un demi-bain à 14 ou 18 degrés, de bains de siége dérivatifs, et de boissons abondantes d'eau froide. On a vu des cures surprenantes obtenues sur des personnes abandonnées des médecins et accablées par les médicaments qu'elles avaient pris jusque-là.

Lorsqu'enfin tous les symptômes morbides et la maladie elle-même ont disparu, on cesse le traitement, non pas brusquement, mais peu à peu, jusqu'à ce qu'on arrive à une simple friction du corps ou à une simple lotion par jour. La friction doit être faite le matin en sortant du lit; on boira deux ou trois verres d'eau fraîche immédiatement après. Cette friction doit être très prolongée. Le reste du traitement sera abandonné, car sa continuité, si elle était inutile, pourrait devenir nuisible.

L'application de l'eau se fait ordinairement par:

Le *bain du corps entier* ou *bain général;*

Le *bain d'une partie du corps, bain partiel,* dans lequel on comprend les *enveloppements* qui sont, à proprement parler, des bains partiels.

A. — Les *bains généraux* comprennent :

a. — Les *bains pris dans les fleuves;*

b. — Les *bains pris dans les bassins;*

c. — Les *bains* pris dans les *baignoires.*

a. — Bains de fleuve.

Les *bains pris dans les fleuves* conviennent plutôt aux personnes en bonne santé, particulièrement aux jeunes gens, qu'aux personnes malades. Il ne faut pas rester longtemps dans l'eau ; quinze minutes suffisent ordinairement, vingt minutes doivent être le maximum de la durée du bain. En outre, *il ne faut pas entrer dans l'eau quand on a froid*. C'est une grande erreur de croire qu'il faille avoir le corps frais pour se plonger dans l'eau. Sans doute, quand on a fait une grande course à pied ou à cheval, quand on a travaillé de manière à transpirer, quand on s'est agité par un long discours ou par tout autre exercice du corps ou de l'esprit, il ne faut pas prendre un bain froid ou tiède, soit entier, soit partiel. Mais quand on a transpiré doucement dans le lit ou dans une chambre bien chauffée ; quand on a fait une petite promenade à la suite de laquelle on sent une légère chaleur, on peut prendre un bain froid avec sécurité et avec avantage. Bien entendu qu'on ne doit pas entrer doucement dans le bain, mais y plonger tout le corps, *y compris la tête*. On doit s'y mouvoir et s'y frotter continuellement pendant toute sa durée. Après ce bain, il faut absolument marcher, ou faire un long exercice, jusqu'à ce que le corps, et particulièrement les pieds, reprennent une chaleur agréable. La même règle doit être suivie pour les bains partiels, et l'on doit se souvenir : *qu'il ne faut jamais mettre une partie du corps dans l'eau quand cette partie est froide.* On se refroidirait, et l'on s'exposerait à être atteint de rhumatisme, d'inflammation et même de goutte. Peut-être cela tient-il à ce que le sang dont la circulation est suspendue par le froid ou par le repos devient stagnant en entrant dans l'eau froide, et qu'alors il devient difficile de lui redonner l'activité nécessaire, tandis qu'en entrant dans l'eau ayant chaud la chaleur refoulée réagit avec plus de force et la circulation se fait mieux qu'avant le bain. Pris de cette façon, il produit un bien-être qu'on n'éprouve jamais en prenant un bain froid le corps étant froid. Les bains de rivière ne doivent pas être recommandés aux personnes malades.

b. — Bains de bassin.

Les bains pris dans des *sources* ou dans des *courants d'eau,* dans des *bassins* tels que ceux qu'on trouve dans tous les établissements, sont ordinairement très froids. Il faut en user avec prudence, à cause de la forte réaction qu'ils occasionnent. Les personnes robustes et jouissant d'une bonne santé, qui veulent les employer comme bains de propreté, ne doivent y rester que *deux* ou *trois minutes* si l'eau n'est pas au-dessus de 9 degrés. Quand l'eau a 10 ou 12 degrés, on peut y rester quelques minutes de plus. A l'égard des malades qui en usent comme remède, il faut observer strictement ce que je dirai en parlant des enveloppements du corps entier, parce que ces sortes de bains forment une partie essentielle d'un traitement particulier, et il n'y a presque pas de bains qui ne doivent être précédés de ces enveloppements. Seulement les jeunes personnes qui, sans être précisément malades, éprouvent une *faiblesse générale* et veulent se fortifier, peuvent prendre une ou deux fois par jour, et pendant quelques minutes, ces bains froids, sans avoir été auparavant enveloppées dans un drap, puis faire beaucoup d'exercice et boire quelques verres d'eau fraîche.

c. — Bains de baignoire.

Les bains entiers, pris dans une *baignoire*, peuvent être employés dans tous les cas où l'usage de l'eau à un degré plus élevé que la température ordinaire est nécessaire, parce qu'on peut à l'aide du thermomètre déterminer avec précision la température qu'elle doit avoir. En général les bains, pris comme moyen de propreté, sont pris trop chaud et pendant trop longtemps. Beaucoup de maladies, à mon avis, sont dues à cet usage nuisible. On ne doit jamais prendre un bain *de propreté dans une baignoire au-dessus de 25 degrés et y rester au-delà de quinze minutes.* Du reste ces bains, ainsi que les demi-bains, font partie intégrante du traitement des enveloppes générales du corps, comme on ne doit jamais procéder à l'enveloppement sans le faire suivre d'un bain. Il faut seulement observer que les personnes qui souffrent *de maux d'estomac, de congestions de sang à la poitrine ou à la tête,* ne devront pas prendre de bain entier, et feront beaucoup mieux de prendre des *demi-bains* qui, en général, conviennent mieux au traitement dont nous parlons que les bains entiers.

Ces *demi-bains* se prennent dans des baignoires ordinaires, avec 22 à 23 centimètres d'eau, et, pour les enfants, dans leurs petites baignoires, avec 18 centimètres seulement. Avant d'y entrer, on se mouille le visage, le cou et la poitrine avec les mains trempées dans la baignoire. Dès que l'on est assis, on se fait verser de l'eau de la baignoire sur la tête avec un petit pot rempli d'eau, sans le faire tomber en douche, mais tout doucement. On répète cette ablution trois ou quatre fois; on peut, si l'on veut, la faire avec une grosse éponge. Pendant le temps que l'on reste dans la baignoire, on se fait verser de l'eau de la même manière sur l'épine dorsale, et durant tout le temps on se frotte avec les mains la tête, le visage, le haut du corps, les pieds et même la plante des pieds, en trempant souvent les mains dans l'eau. En même temps la personne qui assiste le malade, lui frotte le dos avec les mains mouillées et souvent trempées dans la baignoire. La durée d'une telle opération varie beaucoup : elle peut s'étendre de 6 à 15 minutes, et dans des cas extraordinaires à plus d'une heure, par exemple, en cas de *fièvre nerveuse portée jusqu'à la frénésie*. Quant à la température de l'eau, elle varie de 12 à 24 degrés. Je parlerai plus amplement de la température et de la durée, suivant les cas de maladie et leurs variations, en traitant des enveloppes du corps entier. La règle est de ne pas sortir de ce bain avant que le corps ne soit rafraîchi et presque froid. Le malade se frotte aussitôt et se fait frotter tout le corps, y compris les pieds, avec un peignoir de flanelle ou de futaine, jusqu'à ce qu'il soit parfaitement séché. Il s'habille à la hâte, et s'il se sent la tête un peu chaude, il la lave encore une fois dans une cuvette d'eau fraîche. Après avoir bu un ou deux verres d'eau, il sort de suite pour se promener jusqu'à ce que le corps soit en moiteur. S'il ne peut pas marcher, on lui fait faire toute autre espèce d'exercice, pour agiter son corps et ses mains. On peut, par exemple, lui faire scier du bois. On aura le soin d'ouvrir les fenêtres de la chambre occupée par le malade, même en hiver. Enfin s'il est trop faible ou souffrant et qu'il ne puisse prendre aucun exercice au sortir du bain, on le couche dans son lit, on le couvre bien pour tâcher de lui rendre la chaleur qu'il a perdue et même de le faire un peu transpirer.

Nous arrivons maintenant au point le plus important du traitement par l'eau et celui qui exige le plus de développements.

B. — Des *bains partiels de certaines parties du corps* et des *enveloppements*, savoir :

a. — Des frictions avec le drap mouillé;

b. — Des bains de siége;

c. — Des bains de pieds et de jambes;

d. — Des bains de tête;

e. — Des enveloppements du corps entier ou généraux et des enveloppements partiels;

f. — De la douche;

g. — Des injections;

h. — Des bains de bouche;

i. — Des bains de mains et de bras;

k. — Des bains de coude.

a. — Frictions avec le drap mouillé.

Les frictions avec le drap mouillé se font, soit *avec le drap mouillé et dégouttant*, soit *avec le drap mouillé et tordu.*

Les frictions avec le drap *dégouttant* se font à l'eau froide. À cet effet, on se sert d'un baquet assez grand, pour pouvoir s'y tenir debout aisément. On y plonge un grand drap de toile ordinaire et grossière, que l'on couvre entièrement d'eau froide. Lorsque ce drap est bien imprégné d'eau, le malade se déshabille, entre dans le baquet et s'y tient debout. Pendant ce temps un assistant en a retiré le drap, l'a développé en étendant les bras de manière que la partie inférieure plonge dans le baquet; de telle sorte qu'au moment où le malade est entré dans le baquet, l'assistant qui tient le drap mouillé derrière lui, le lui jette sur la tête de manière que la partie supérieure du drap couvre la figure jusqu'au menton et que le reste couvrant le dos et toute la partie postérieure du corps vienne tomber dans le baquet. Le malade saisit alors le drap par les deux bouts, le jette sur ses parties inférieures, enveloppe ses jambes et les serre fortement. Puis, avec les parties supérieures du drap, il se frotte la poitrine, les bras, le ventre et la tête. Durant ce temps, l'assistant qui se tient toujours derrière lui, lui frotte avec les deux mains aplaties sur le drap, le cou, le dos, les cuisses et les mollets. Cette friction doit durer *jusqu'à ce que le drap devienne chaud*. Le malade s'en débarrasse alors en le laissant tomber dans le baquet, d'où il sort de suite. Il met ses pieds sur un plateau de liége ou dans une chaussure de paille, et l'on recommence à le frictionner de la même manière, avec un peignoir de flanelle, jusqu'à ce que le corps soit bien sec. Cela fait, le malade s'assied, sèche bien ses pieds, s'habille à la hâte, se lave la tête dans une cuvette avec de l'eau fraîche, boit un ou deux verres d'eau, sort et fait une promenade ou un exercice en plein air, jusqu'à ce qu'il soit réchauffé. J'ai déjà dit que pour recevoir cette friction on ne doit pas avoir froid, et qu'il faut, au contraire, ressentir une légère chaleur avant de la prendre. En généra il ne faut pas faire usage de ces frictions dans le cou rant du jour, sans avoir préalablement fait une petite promenade et s'être un peu réchauffé. Ces frictions sont d'une efficacité souveraine faites le matin, en sortant du lit et pendant que le corps est encore chaud. En cas de maladie, on peut les faire deux ou trois fois par jour, et en état de santé deux ou trois fois par semaine. On se trouvera très bien de cet usage et l'on évitera par là beaucoup d'indispositions. Les maladies dans lesquelles les frictions conviennent particulièrement sont les *maux d'yeux, les refroidissements de toute sorte, les fatigues extraordinaires, les rhumatismes, les maux d'estomac. Si, par suite d'un refroidissement subit, on était atteint de douleurs aiguës dans tout le corps, ou seulement dans une partie du corps, on fera pendant deux ou trois jours cinq ou six frictions par jour avec le drap mouillé, certain d'être guéri le troisième jour.*

En général, quel que soit le mode de traitement que l'on se propose de mettre en usage, on peut toujours commencer par ces frictions; elles sont très efficaces à tout âge, en santé comme en maladie, pour des maladies *aiguës*, comme pour des maladies *chroniques* et *invétérées*. Aussi ce remède si simple doit-il être placé en première ligne dans le traitement dont nous nous occupons. Quand on en a usé longtemps, on peut recourir, mais rarement, à l'enveloppement irritant du corps entier, suivi d'un bain général, et prendre une ou deux fois par semaine un bain de siége de dix à quinze minutes.

Si l'on veut *produire une éruption subite sur la peau*, ce qui est nécessaire quand la maladie est occasionnée par la suppression d'une affection éruptive ou exanthématique, par la suppression de la *rougeole*, de la *gale*, de la *teigne*, de la *fièvre scarlatine*, des *dartres* et de *toutes sortes d'écoulements*, on doit, immédiatement après la friction, exposer le corps nu et encore humide au grand air, pendant cinq, dix ou quinze minutes. Durant tout ce temps, il faut que le malade prenne de l'exercice. S'il ne peut, dans cet état de nudité, descendre dans une cour ou dans un jardin, il ouvrira la fenêtre de sa chambre, il se placera derrière le rideau et l'agitera pour faire un peu de vent. Ce traitement particulier peut être suivi en tout temps et en toute saison. Avec une santé délicate, sujette à ressentir toutes les influences de l'atmosphère, je l'ai fait en hiver dans les hautes montagnes de l'Allemagne, quelquefois le matin pendant qu'il neigeait et par 6 ou 7 degrés au-dessous de zéro, sans en avoir ressenti le moindre inconvénient. Seulement, huit jours après, une forte éruption se développa sur mon corps et améliora un mal intense et invétéré que je ressentais depuis longtemps aux yeux. En employant cette méthode, on est presque certain d'obtenir en peu de temps une éruption à la peau toujours efficace. En général, les bains d'air, à la suite des frictions et des bains qui ne s'élèvent pas au-dessus de 14 degrés, feront beaucoup de bien aux personnes qui éprouvent une *faiblesse générale ou partielle*, *ou qui souffrent des nerfs*.

Les frictions faites avec le drap tordu sont de la plus grande utilité pour guérir les rhumatismes et les douleurs des membres résultant de refroidissement, et dans lesquelles on ne peut éloigner un *sentiment de froid intérieur*, qui se renouvelle dans le courant de la journée. On guérit même quelquefois par ce moyen la *fièvre ordinaire* ou *intermittente*. Il ne faut jamais, dans ce cas, mettre les pieds dans l'eau; on devra, au contraire, mettre des souliers ou des pantoufles, pendant que l'on se fait frictionner. Quand tout le corps a été bien frictionné, d'abord avec le *drap tordu*, puis avec un peignoir bien sec, on s'assied sur une chaise, et l'on se fait frictionner les pieds, puis on s'habille, on boit de l'eau fraîche et l'on sort. On peut aussi se faire frictionner le soir avant de se coucher, on se couvrira bien alors, afin de produire une légère réaction et un peu de transpiration.

b. — Des bains de siége.

Les bains de siége se divisent en bains *fortifiants* et en bains *dérivatifs*.

Les bains de siége *fortifiants* se prennent ordinairement froids, jamais au-dessus de 14 degrés. Les personnes faibles ou très sensibles feront bien de commencer l'usage de ces bains, avec de l'eau de 12 à 14 degrés, dont ils pourront faire descendre progressivement la température jusqu'à 9 ou 8 degrés. Les personnes à constitution très forte pourront même descendre au-dessous de 8 degrés, mais à la condition d'élever la température de l'eau, dès qu'elles ressentiront une certaine irritation, qui quelquefois devient extrême. Ces bains ne doivent jamais durer plus de *quinze minutes; cinq minutes* suffisent même pour les personnes faibles ou délicates. Au surplus, les malades doivent procéder avec prudence et se convaincre que pour ces bains, comme pour tout autre traitement qui se rattache à la méthode curative dont nous parlons, *une minute, un degré de chaleur de plus ou de moins* ne sont pas choses indifférentes. Pour les constitutions médiocres *huit à dix minutes* suffisent. Plus on est faible et gravement atteint, moins le bain doit avoir de durée et plus il faut en élever la température. Il ne faut jamais oublier que *quinze minutes sont le maximum* du temps et *que* 8 *degrés* sont, en général, *le minimum de la température.* Pendant qu'on prend le bain de siége, on doit couvrir toutes les parties du corps, même les pieds. Ce qu'il y a de mieux à faire, c'est de se couvrir entièrement, avec un grand manteau bien ouaté. On boira pendant le bain un ou deux verres d'eau fraîche. En sortant du bain, il faut se laver la tête, faire une promenade et marcher jusqu'à ce que tout le corps reprenne sa chaleur ordinaire et même qu'il soit en moiteur. Ces bains conviennent *à la faiblesse, au relâchement des parties secrètes,* aux *écoulements invétérés,* quand il n'y a plus d'inflammation, aux *menstrues trop abondantes,* aux *faiblesses qui suivent souvent les accouchements, aux hémorrhoïdes fluentes et aux dispositions à l'impuissance.* On les prend une fois ou tout au plus deux fois par jour. Il est bien entendu qu'on ne fait pas usage des bains de siége, en général, quand l'estomac est plein. Avant de les prendre, il faut qu'il se soit écoulé trois heures après le déjeuner et cinq après le dîner. Ce laps de temps peut varier, du reste, suivant la rapidité avec laquelle se fait la digestion chez chaque individu.

Les bains de siége dérivatifs produisent un effet absolument contraire à celui des bains de siége fortifiants. On les prend à une température de 14 à 18 degrés. On y reste de *vingt-cinq* à *soixante minutes*. Plus on est malade et faible, plus il faut s'approcher de 18 degrés et de la durée de soixante minutes. Pendant le bain, il faut continuellement se frotter avec les mains mouillées le ventre et l'estomac. Le corps doit être entièrement couvert et la friction se faire sous la couverture. Le malade boira aussi un ou deux verres d'eau et se promènera immédiatement après le bain, jusqu'à ce qu'il soit parfaitement réchauffé. Ces bains de siége sont fort utiles pour les *maux de tête*, pour *les maux d'yeux*, particulièrement quand ces affections sont produites par une congestion du sang vers la tête; ils sont aussi très bons pour les *maladies du système abdominal*, particulièrement pour les *coliques* et pour les *dérangements soit momentanés, soit invétérés des intestins*.

A cette occasion, je parlerai d'un traitement contre le *choléra,* qui a presque toujours réussi.

Dès que les premiers symptômes *du choléra* se manifestent, on place le malade dans un bain de siége, ou même dans une grande baignoire, de façon que la partie inférieure du ventre soit couverte d'eau à la hauteur environ d'un quart de mètre; l'eau peut avoir de 16 à 18 degrés. Deux personnes robustes frictionnent le malade sur tout le corps, particulièrement sur le ventre et les extrémités, en ayant le soin de tremper fréquemment leurs mains dans l'eau, de manière à les avoir constamment mouillées. On peut rendre ces frictions plus actives encore en se servant, au lieu de la main nue, d'une brosse mouillée. La tête doit être arrosée de temps en temps avec de l'eau du bain. Ces frictions seront continuées jusqu'à ce que toutes les parties du corps et particulièrement les parties inférieures deviennent très rouges. On les fera en procédant du ventre à la poitrine avec rudesse et on malaxera ces parties entre les mains. L'opération doit durer une heure et même plus; jamais moins de trente minutes. Pendant ce temps, le malade boira, à diverses reprises, un verre d'eau froide, mais non glacée. Dès sa sortie du bain, il doit être bien enveloppé dans un peignoir de flanelle et frotté avec ce peignoir durant quelques minutes. Quand il aura été bien séché, on lui administrera un *lavement d'eau froide*. S'il est *en état de marcher*, après avoir rendu le remède, il faut l'habiller, lui bien couvrir l'estomac et le ventre avec de la flanelle et le faire sortir tout de suite; il marchera aussi longtemps que possible jusqu'à ce que la transpiration s'établisse. Puis il rentrera, s'asseoira ou se couchera tout habillé, bien enveloppé dans une couverture, et se reposera pendant au moins une demi-heure. Il faudra ensuite le déshabiller très vite et recommencer ce traitement, qui se répétera plusieurs fois et qui finira par le repos. Si le malade est trop faible pour marcher, après le bain et le lavement, il se couchera dans son lit, et on le couvrira avec de bonnes couvertures afin de le faire transpirer. Dès qu'il aura transpiré pendant quelque temps, on recommencera l'opération qui finira, comme dans le cas précédent, par le repos. Si le malade a faim, on lui donnera du gruau cuit dans l'eau avec un peu de beurre; il pourra en manger à discrétion. S'il a soif, il boira de l'eau fraîche, en aussi grande quantité que possible. Le jour suivant, il pourra prendre, s'il a faim, du lait récemment trait avec du pain; il ne faut jamais donner du lait cuit. Enfin quand le malade ira mieux, ce traitement pourra être encore continué pendant plusieurs jours, mais il devra s'abstenir de vin, de café, de bière, de thé, de chocolat. Pendant toute la durée de ce traitement, et même après, les aliments devront être préparés sans épices quelconques.

c. — Des bains de pieds et de jambes.

Les bains de pieds sont ou *dérivatifs* ou *excitants.*

Les *bains de pieds dérivatifs* doivent toujours être pris avec une *petite quantité d'eau.*

Quand ce sont des personnes faibles ou nerveuses qui les prennent dans le but de déplacer le sang qui se porte à la tête ou à d'autres parties du corps faibles et délicates, l'eau ne doit pas s'élever dans le baquet au-dessus de *deux ou trois centimètres,* parce qu'il ne s'agit que de baigner la *plante* des pieds. Les pieds ne doivent jamais être froids quand on les plonge dans le bain, il ne faut pas non plus qu'ils soient en transpiration. Une douce chaleur doit être préalablement provoquée par une petite promenade, ou, si cela n'est pas possible, par des frictions sèches; l'eau ne doit pas être au-dessous de 8 degrés. Dès que les pieds sont dans l'eau, il faut les frotter l'un contre l'autre, et continuer cet exercice pendant toute la durée du bain. Lorsque le malade est trop faible ou trop fatigué pour se livrer lui-même à cet exercice, il devra se faire frotter la plante des pieds par une autre personne. Cette espèce de bain doit durer *vingt-cinq ou trente minutes*. Si, pendant sa durée, on éprouvait une congestion vers la tête, il faudrait la mouiller avec de l'eau froide ou l'envelopper avec des serviettes, trempées dans de l'eau froide, que l'on changerait souvent. En sortant du bain, il faut se faire frotter vigoureusement la plante des pieds avec un morceau de drap ou avec de la flanelle, jusqu'à ce que la plante des pieds devienne chaude et rouge. Alors le malade se chausse, s'habille promptement, et se promène sans s'arrêter, jusqu'à ce que les pieds reprennent non seulement leur chaleur habituelle, mais même une chaleur plus élevée que la température ordinaire du corps. Il est d'une haute importance de ne pas terminer la promenade avant que cette chaleur se soit bien manifestée. En se reposant, il faudra prendre garde que les pieds ne se refroidissent trop vite, les bien couvrir et tâcher de conserver une chaleur agréable aussi longtemps que possible. Les personnes faibles et nerveuses qui ne peuvent pas supporter 8 degrés de froid, peuvent élever la température de l'eau jusqu'à 12 degrés, mais pas au-dessus.

Les bains de pieds excitants diffèrent des dérivatifs par la quantité d'eau qui entre dans le baquet et par la durée du bain. Pour prendre cette espèce de bain, on fait monter l'eau *jusqu'à la cheville*, et on le fait durer de *dix à quinze minutes*. Ce bain est recommandé pour dissiper les *crampes* qui roidissent certaines parties du corps, ainsi que dans le cas de *spasmes toniques*, de *catalepsie*, etc. Il y a aussi une espèce de bain des parties inférieures où l'on peut faire monter l'eau jusqu'aux genoux; ce dernier convient dans le cas *d'amaigrissement du mollet;* mais dans le cas *d'amaigrissement du membre inférieur entier*, il faut faire monter l'eau jusqu'à la hanche. Comme dans ces affections il n'y a ordinairement qu'un pied attaqué, on ne baigne que ce pied, et l'on emploie, dans ce but, une espèce de baquet oblong qui monte jusqu'au mollet ou jusqu'à la hanche. Le bain doit durer alors *une heure*. On commence avec de l'eau à 12 ou 14 degrés que l'on abaisse jusqu'à 8, et même, vers la fin du traitement, jusqu'à 6 degrés. Mais dans ce cas le traitement est plus compliqué. On recouvre les parties affectées par des enveloppes excitantes, et une ou deux fois par jour, tout le corps est couvert d'enveloppes calmantes, après quoi l'on fait prendre un bain. J'ai vu un jeune officier de cuirassiers, âgé de vingt-cinq à vingt-six ans, de forme herculéenne, dont le pied droit était amaigri au dernier point. Après avoir suivi ce traitement pendant un an, en observant bien le régime prescrit, son pied avait repris la forme et le volume considérable du pied gauche. Du reste, le traitement à suivre pendant et après le bain de pied, est le même que celui dont il a été parlé en traitant des bains de pied dérivatifs.

Il est de règle que les bains de siége, les bains de pied, les bains de tête et tous les bains locaux doivent être ordinairement suivis d'un traitement général, consistant particulièrement dans l'emploi des enveloppements partiels, ou dans celui des enveloppements soit calmants soit excitants du corps entier, lesquels sont toujours suivis de bains entiers, réglés d'après la nature de la maladie et la constitution des malades. Pour rendre ma pensée plus claire, je dirai que l'officier, dont je viens de parler, était fortement enveloppé, deux fois par jour, dans un drap mouillé bien tordu, puis dans une grosse couverture de laine. Il ne restait que de cinq à dix minutes dans cet emmaillottement, opération qu'on répétait trois fois. On le laissait la dernière fois une demi-heure, jusqu'à ce qu'il eût bien chaud, puis il prenait un bain froid de deux minutes, *froid* parce que le malade était jeune et fort. Il portait, enfin, jour et nuit sur ce pied une enveloppe excitante. Au bout de plusieurs mois de ce traitement, on le faisait transpirer dans des couvertures de laine, et on faisait suivre ces transpirations par des bains froids de deux à trois minutes. Il prenait aussi alors la douche. Il observa pendant toute la durée du traitement le régime dont j'ai déjà parlé, et buvait par jour de quinze à dix-huit verres d'eau.

d. — Des bains de tête.

Les bains de tête se divisent en *bains de l'occiput,* en *bains de la partie gauche* ou *de la partie droite* de la tête. Ces bains se prennent dans une cuvette. A cet effet, on place une couverture de laine sur le sol; le malade s'étend sur la couverture, de manière à poser l'occiput dans la cuvette. La fraîcheur de l'eau doit être mesurée suivant la sensibilité du malade, et l'eau ne doit jamais être froide au point de produire sur l'occiput une sensation douloureuse. L'impression produite sur la tête doit être rafraîchissante et agréable. La durée de ce bain ne doit jamais dépasser *quinze minutes;* ordinairement *huit* ou *dix minutes* suffisent et même *cinq minutes*. Soit qu'on prenne ce bain pour rafraîchir la tête, dans *les fièvres nerveuses, dans les inflammations du cerveau;* ou quand, durant la fièvre, la tête est lourde et brûlante, on ajoute au bain, dans tous ces cas, l'enveloppement calmant et général du corps. Dans les maladies *chroniques de la tête, des yeux ou des oreilles*, on peut faire durer le bain jusqu'à *dix ou quinze minutes,* si l'affection est grave et invétérée. Du reste, l'emploi des bains de tête doit être rare et exige de grandes précautions. Il ne faut jamais le mettre en usage, à moins que la tête ne soit réellement atteinte d'une inflammation intense ou d'une maladie grave, et ne jamais *oublier que l'eau a la vertu d'attirer le mal à la partie sur laquelle on l'applique quand cette partie est saine, et d'en dissiper au contraire le mal qui y réside.*

Les bains de *la partie droite* et *de la partie gauche de la tête* doivent être ajoutés à ceux de l'occiput, quand *ces parties de la tête, les yeux* et *les oreilles* sont le siége d'une *affection chronique*. Dans les *maladies aiguës de ces parties,* les bains de tête, en général, ne doivent *pas* être employés, excepté dans le cas de congestion considérable vers la tête, pendant un accès de fièvre. Dans le cas où les bains de tête partiels sont indiqués, il faut toujours les combiner avec le bain de l'occiput, de manière que l'ensemble de ces deux bains ne dépasse pas le temps que je viens d'indiquer. Si donc le bain de l'occiput doit durer huit minutes, on tourne la tête chaque minute de l'occiput à l'un des côtés, de ce côté on revient à l'occiput et de là à l'autre côté, et l'on termine de manière à finir par l'occiput.

e. — Des enveloppements ou emmaillottements.

Le système des enveloppements est une des parties les plus importantes des traitements par l'eau; leurs effets sont très puissants, quand on sait bien les appliquer. Les enveloppements se divisent en *enveloppements du corps entier ou généraux* et en *enveloppements partiels :* ils *sont calmants* ou *excitants*.

Les *enveloppements généraux calmants* se font avec de grands draps de toile grossière. On trempe le drap dans de l'eau froide. On le tord autant que possible, en l'attachant fortement à un crochet ou à un crampon solide, et en le tournant de toute sa force. On étale sur le matelas du lit une couverture de laine grande et forte, et l'on étend sur la couverture le drap mouillé et tordu. Le malade, entièrement nu, se couche sur ce drap; on l'emmaillotte alors promptement, sans trop serrer et en laissant la tête entièrement libre, de manière que chaque jambe et chaque bras soient enveloppés et le corps entièrement couvert. Puis on l'emmaillotte dans la couverture de laine que l'on serre fortement. On pose sous sa tête plusieurs oreillers, et on le couvre d'un lit de plume ou d'épaisses couvertures. Si le malade a les pieds froids, on enveloppe les jambes dans le drap mouillé jusqu'à la cheville seulement, les pieds restant dans la couverture de laine, que l'on relève sur eux. Tel est le mécanisme de ces enveloppements.

Venons-en maintenant aux applications. Ce mode de traitement convient dans les *maladies aiguës, les fièvres nerveuses et les éruptions à la peau.* Les enveloppes doivent, dans ce cas, être changées aussitôt que le corps devient chaud. On obtient ce résultat dans l'espace de cinq à quinze minutes, suivant la constitution physique du sujet et son aptitude au développement de la chaleur. Dans ce cas, il ne faut pas attendre la transpiration. Dès que le malade cesse d'avoir froid, on le découvre en toute hâte; il se lève, on lui jette sur le corps un grand manteau bien chaud, qui le couvre de la tête aux pieds, il chausse des pantoufles doublées de flanelle, et s'assied dans un fauteuil. On enlève alors du lit le drap mouillé, et on en place un autre préparé comme le premier. Le malade s'y étend de nouveau, et on l'enveloppe comme la première fois. Cette opération se renouvelle 2, 3, 4, 5 fois, et même 20 fois, dans des cas graves. C'est presque toujours la sensation qu'éprouve le malade qui décide du nombre des enveloppements. Dès que la chaleur se dissipe et qu'il commence à ressentir du froid, on termine l'opération en le laissant dans la dernière enveloppe un peu plus longtemps que la première fois. Pendant ce temps on prépare un bain de 15 centimètres de hauteur à peu près, et dont la température ne doit être ni au-dessous de 12 degrés ni au-dessus de 20.

Dans les *fièvres nerveuses* et dans les *éruptions à la peau*, telles que *la fièvre scarlatine*, *la rougeole*, *la fièvre miliaire*, etc...; l'eau doit avoir de 14 à 20 degrés, suivant la faiblesse, l'âge du malade et la violence de la maladie. Si le malade ne dort pas bien la nuit, s'il éprouve des irritations, s'il fait de mauvais rêves, s'il a des cauchemars, il faut élever la température de l'eau. Mais dès que le malade reprend des forces, dès qu'il dort mieux et que la maladie perd de son intensité, on peut l'abaisser. Il ne faut procéder toutefois, en pareil cas, qu'avec beaucoup de précaution, n'abaisser la température de l'eau que par demi-degrés seulement, et la remonter aussitôt si l'on voit les symptômes s'aggraver. Il est de la plus grande importance que le malade, en sortant de la dernière enveloppe et en entrant dans le bain, ne se refroidisse pas. Il faut donc approcher la baignoire du lit, découvrir le malade, et le faire entrer promptement dans le bain. Si la baignoire est éloignée, il faut l'y transporter tout emmaillotté. Dès qu'il est placé dans le bain, il faut lui mouiller le corps tout entier, lui verser *doucement* de l'eau avec un petit seau sur la tête et sur le corps. On aura soin de ne la *jeter jamais avec force*. Pendant tout le temps que le malade est au bain, on lui frottera le dos et les pieds; il se frottera lui-même les autres parties du corps, particulièrement le ventre et la tête. Il restera dans le bain jusqu'à ce que la chaleur de son corps soit dissipée. Plus la fièvre est forte, plus le bain doit être prolongé. Dans les fièvres nerveuses, on peut même le faire durer une heure. Mais, ordinairement, dix à quinze minutes suffisent, la température du bain devant être de 12 à 20 degrés. Si l'on use de cette sorte de traitement dans des maladies moins graves, et si la jeunesse et la force du malade permettent une température au-dessous de 12 degrés, la durée du bain ne doit pas dépasser cinq minutes, et si l'eau n'avait que 6 ou 7 degrés, deux minutes seraient suffisantes.

Au reste, les cas dans lesquels on emploie l'eau à la température de 6 à 12 degrés sont rares ; un tel abaissement de température n'est jamais usité dans les maladies aiguës. Dans les *maladies invétérées et chroniques, particulièrement dans les maladies syphilitiques,* on peut employer ce traitement, mais, comme je viens de le dire, seulement sur des individus jeunes et vigoureux. Pour les malades nerveux, faibles ou avancés en âge, l'eau ne doit *jamais* être au-dessous de 12 degrés.

Les *enveloppements généraux excitants* se font ordinairement de la manière suivante :

On emmaillotte le malade dans une grande couverture de laine, sans employer de drap mouillé ; on le couvre autant que possible et on le fait transpirer. Pour obtenir ce résultat, on laisse le malade ainsi enveloppé pendant une heure, et, s'il le faut, jusqu'à trois heures, afin de produire une transpiration abondante, et on lui donne à boire de temps en temps de l'eau fraîchement tirée de la source ou de la fontaine. Quand la transpiration commence, il faut l'entretenir pendant une heure, et chez un individu robuste jusqu'à une heure et demie. Durant ce temps, un bain a été préparé, la baignoire est approchée du lit, le malade en transpiration est promptement mis au bain. La baignoire doit être assez pleine pour qu'il puisse y plonger tout son corps, y compris la tête qu'il sort de l'eau aussitôt. On le frotte avec les mains, pendant qu'il se frotte lui-même le devant du corps.

Dans les *maladies syphilitiques chroniques graves*, dans la *goutte invétérée*, chez des individus robustes, l'eau peut être abaissée de 11 à 6 degrés. Plus elle est froide, moins le bain doit avoir de durée. Quand l'eau est de 6 à 8 degrés, le bain ne doit durer que deux ou trois minutes; de 8 à 11 degrés cinq ou six minutes suffisent. Le malade, en sortant du bain, doit être frictionné avec un peignoir ou avec une couverture de futaine. Il s'habille à la hâte, boit deux verres d'eau fraîche, et sort tout de suite, marchant jusqu'à ce qu'il se mette en transpiration. En se promenant, il peut boire encore quelques verres d'eau. Rentré, il doit bien prendre garde de se refroidir. A cet effet, il restera chez lui, dans une chambre bien close et assez chaude, à l'abri des courants d'air, habillé et la tête couverte jusqu'à ce que la transpiration ait cessé.

On fait usage depuis quelque temps d'une sorte de lampe à quatre mèches, que l'on place sous une chaise, en l'enveloppant avec le malade dans une couverture de laine. On prétend produire par cette opération une transpiration très rapide. Je n'en ai jamais usé et je ne peux donc rien en dire; seulement il me semble que des effets trop rapides s'éloignent trop de la nature, qui a fixé un certain laps de temps pour chacune de ses opérations.

Les *enveloppes partielles calmantes* s'emploient dans les cas de *blessures*, de *fractures*, de *meurtrissures* ou de *contusions*. On se sert d'eau aussi froide que possible, mais non glacée. Quand on n'a pas de l'eau à 7 ou 8 degrés, on peut lui donner cette température, non en y mêlant de la glace, mais en mettant le vase qui la contient sur la glace. Si les blessures sont graves ou saignantes, on applique, avant tout, de la toile d'araignée qui est d'une efficacité incontestable et trop négligée. On prend une serviette trempée dans de l'eau froide et non tordue, et on la pose sur la blessure. Cette enveloppe doit être changée au bout de *peu de temps*. Quatre ou cinq minutes suffiront, et il faut prendre garde de la laisser jamais tiédir sur la blessure. On continue ainsi le pansement pendant trois, quatre ou cinq heures, en employant toujours de l'eau à la température de 7 ou 8 degrés. Quand la blessure ne saigne plus, que la plaie s'est raffermie et que la rougeur de la peau a disparu, on laisse les enveloppes un peu plus de temps, en tordant un peu plus le linge et en élevant la température de l'eau jusqu'à 12 degrés. Enfin on tord fortement le linge, on le couvre d'une serviette de coton pliée en sept ou huit doubles, on applique sur le tout un bandage léger, et on laisse reposer le blessé jusqu'à ce que la serviette devienne humide. Alors le linge en dessous étant devenu sec, on ôte le tout avec précaution et l'on pose de nouveau sur la blessure une serviette de toile trempée et tordue, couverte d'une toile de coton et d'un bandage. Cette opération doit être continuée jusqu'à la guérison complète du blessé, guérison qui s'opère avec une promptitude merveilleuse. Pendant la durée du traitement, le malade ne doit boire que de l'eau fraîche ; il doit se nourrir de pain, de lait cru et trait récemment, de fruits mûrs et crus, de légumes cuits sans épices.

Le même traitement doit être suivi dans le cas de *fractures*, de *meurtrissures* et de *contusions*. Seulement on n'appliquera pas la toile d'araignée, réservée exclusivement pour les blessures saignantes.

Enveloppes partielles excitantes. Nous venons de parler, à l'occasion du traitement des blessures, des enveloppes de linge tordu, couvertes d'une serviette de coton pliée en six ou dix doubles. Nous avons dit que ces enveloppes doivent demeurer en place jusqu'à ce que la serviette de coton ait absorbé l'humidité du linge, et que cette opération doit se répéter plusieurs fois. Si ces enveloppements sont continués pendant quelque temps, ils sont fort excitants. Appliqués sur *la nuque*, ils produisent l'effet d'un sinapisme léger, mais efficace. Ces applications sont excellentes contre les *maux d'yeux* et les *maux de tête*. Quand on les pose sur toute la longueur du dos, ils *excitent* et *fortifient l'épine dorsale*. Appliqués sur le cou, ils guérissent les *maux de gorge*. Dans tous les cas de *maigreur maladive d'un bras, d'une main,* ou *d'un pied,* ils sont d'une utilité incontestable, ainsi que pour guérir les *contusions non sanglantes*.

Dans les cas de *goutte invétérée des pieds*, on

doit les *appliquer aux pieds*. A cet effet, on mouille un bas de fil, on le tord fortement, on le pose sur le pied malade. Ce bas est ensuite recouvert de chaussettes de laine très épaisses, puis on marche jusqu'à ce que les pieds deviennent chauds, et que le bas de fil soit sec. On n'emploie pas cette application excitante quand l'inflammation des pieds est trop intense.

f. — De la douche.

Chacun connaît la douche et les différentes manières de la prendre, mais peu de personnes savent le cas où elle est salutaire ou funeste. Nous disons *funeste*, parce que mal appliquée, elle produit des effets irréparables. On peut devenir chauve, sourd, aveugle, paralytique, fou ; on peut même perdre la vie par l'effet d'une douche d'eau froide appliquée mal à propos. Il y a peu d'excitants qu'on puisse comparer à la douche; il faut donc en user avec les plus grandes précautions, et les cas dans lesquels elle convient sont rares. Disons d'abord qu'*il ne faut jamais doucher la tête, la poitrine et les parties génitales.* La douche même qui tombe en pluie ne doit point être appliquée à ces parties du corps. On ne doit guère doucher que le dos, les bras, les jambes, les pieds, la plante des pieds ou les mains. Enfin, les personnes nerveuses, faibles et très sensibles, ne doivent jamais y recourir. Avant d'en venir à la douche, il faut commencer par un traitement très modéré, savoir : des frictions avec le drap mouillé, puis des emmaillottements de drap mouillé fréquemment renouvelés. Ce n'est que vers la fin du traitement, et quand les malades se sentent très fortifiés, qu'ils peuvent recourir aux enveloppements excitants, et à la fin essayer de la douche avec précaution. S'ils sentent qu'elle les excite trop, ils doivent la laisser de côté. Les personnes jeunes et fortes peuvent en user un peu plus tôt, mais après avoir fait pendant quelque temps le traitement dont nous avons parlé.

Dans le cas de *paralysie*, d'*amaigrissement des bras* ou *des jambes* et de *goutte très invétérée*, ces parties du corps peuvent être douchées, toujours avec précaution. Dans les *maux de tête invétérés*, la *surdité*, la *paralysie des yeux*, la *consomption de la moelle épinière*, on peut doucher le dos et la plante des pieds. Dans le cas de *syphilis invétérée*, on peut doucher le dos, les jambes et les bras. Quand on douche ces parties, il faut que tout le reste du corps soit mouillé. Enfin, la douche *ne doit pas durer plus de cinq minutes, c'est le temps le plus long; ordinairement, deux ou trois minutes suffisent.* Son usage ne doit pas être quotidien, mais interrompu de deux jours l'un. Doucher un malade vingt fois en quarante jours, est tout ce qu'on peut faire. Chez beaucoup d'individus, la douche employée quatre ou cinq fois pourra faire du bien, tandis que continuée plus longtemps elle deviendrait nuisible. Sur cent malades il y en aura quatre-vingts à qui la douche pourra faire du mal. Appliquée avec sagesse aux individus en état de la recevoir, ses effets sont souvent merveilleux. La douche sur la plante des pieds convient aux individus d'une faible constitution; elle est d'un bon effet pour guérir les *maux de tête,* les *maux d'yeux,* et pour dissiper le *froid habituel des pieds. Mais, je le répète en terminant, il ne faut jamais doucher la tête, la poitrine et les parties délicates du corps.*

g. — Des injections internes, ou lavements.

Ces injections doivent toujours être faites avec de l'eau aussi froide que possible : par exemple, à 7 degrés. Elles conviennent, à cette température, à tout le monde : aux personnes faibles, malades ou âgées, comme aux personnes robustes. Elles produisent un double effet : Quand on les garde longtemps, ou qu'on ne prend que la moitié du remède, elles sont laxatives. Quand on les prend en entier, et qu'on les rend au bout de peu de temps, elles sont fortifiantes et astringentes. Elles sont fort utiles alors dans les *dérangements des intestins*, dans les *diarrhées invétérées*, et même dans le *choléra*. Elles ne sont jamais nuisibles; on peut en faire longtemps usage sans inconvénient. Elles fortifient même les intestins quand on les prend pour produire des effets laxatifs. A l'égard des personnes qui souffrent des *hémorrhoïdes*, ces injections sont d'un très bon effet, particulièrement si on les prend *après* avoir été à la garde-robe. On les garde alors peu de temps; elles lavent et nettoient l'intestin, ce qui est d'une très grande utilité, parce qu'elles entraînent les infusoires qui se sont accumulés à la suite de la garde-robe, vers la fin de cet organe. On peut se guérir des *tumeurs hémorrhoïdales, même très invétérées*, par ce traitement si simple.

Les injections dans les *parties sexuelles de la femme* se font, comme on sait, au moyen de petites seringues. Elles conviennent pour arrêter les *flueurs blanches*. Dans ce cas, on prend d'abord un bain de siége de 14 à 16 degrés, pendant trois quarts d'heure, et accompagné de plusieurs injections faites avec la même eau. Dès que l'indisposition diminue, on abaisse la température de l'eau jusqu'à 10 et même 8 degrés, en diminuant aussi la durée du bain qu'on peut réduire à dix minutes. Cette diminution doit se faire graduellement et doucement. Dans le cas d'*affaiblissement de la matrice*, les injections peuvent se faire pendant qu'on prend le bain de siége, avec de l'eau à la température de 8 à 10 degrés et pendant dix à quinze minutes.

h. — Des bains de bouche.

Dans presque toutes les *maladies de la bouche, du palais, de la gorge, de la langue* et *des dents*, les bains de bouche sont salutaires, même quand ces parties sont altérées par la syphilis ; mais dans ce cas particulier, il faut y ajouter le traitement général dont j'ai parlé. Aussi longtemps qu'une inflammation s'y manifeste, ces bains doivent être mis en usage. On prend de l'eau de 10 à 12 degrés, et dès que l'inflammation diminue, on se sert d'eau aussi froide que possible; on la garde quelques moments dans la bouche, et on la rejette dès qu'on la sent tiédir. On continue ces lotions pendant une demi-heure, et on les répète cinq à six fois par jour. Quand on souffre *des dents* ou *des gencives*, il faut commencer ces lotions avec de l'eau tiède et la tempérer peu à peu, jusqu'à ce qu'elle soit supportée froide. On obtiendra un très bon effet de ce traitement local. Le *tic douloureux des joues* ou autres parties du visage se dissipe aussi par ces lotions de la bouche, jointes aux frictions extérieures humides des parties malades. Ce même procédé est également applicable aux *maux de dents*.

i. — Des bains de mains et de bras.

Il faut toujours, pour ces sortes de bains, se servir d'eau froide. Si l'on ne trouve pas de l'eau à 6 ou 7 degrés, on peut y joindre de la glace. C'est le seul cas du traitement par l'eau où l'on puisse mettre de la glace dans le bain. Encore n'y a-t-il que deux circonstances où l'on peut employer ce bain glacé : lorsqu'on a affaire à un *saignement du nez abondant et persistant;* ou dans le cas *d'hémorrhagie utérine forte et dangereuse*. On plongerait alors les mains dans une grande cuvette d'eau glacée; on les frotterait vivement, jusqu'à ce qu'elles devinssent bien rouges, puis on les sécherait avec de la flanelle. L'écoulement du sang cesse ordinairement après la première ou la seconde application de ce bain partiel glacé. J'ai vu des exemples remarquables du succès de ces deux sortes de bains.

Généralement les bains de mains doivent être pris *sans* glace, lorsqu'il y a *inflammation*. Les *blessures sanglantes des mains* doivent, au premier moment, être baignées dans de l'eau à 14 degrés, et l'on peut durant le bain descendre graduellement jusqu'à 8 degrés. Après quelques heures de lotion, on pratique les enveloppements *calmants*, qui se font avec de l'eau froide qu'on renouvelle souvent. Après quelques heures, on emploie les enveloppements *excitants*, qui se font, comme nous l'avons vu, avec un linge mouillé bien tordu, couvert d'une serviette de coton sèche. On laisse ainsi cet appareil sur la blessure jusqu'à ce que la toile mouillée soit séchée, et l'on renouvelle ces espèces d'enveloppes jusqu'à guérison de la blessure. Les *meurtrissures des doigts ou de la main* se traitent de la même manière, si ce n'est qu'on emploie tout de suite l'eau froide, quand la meurtrissure n'est pas saignante.

Dans les *brûlures de la main*, ou seulement *des doigts*, et généralement dans *tous les cas de brûlure*, on commence par l'application d'enveloppes tièdes à 20 degrés que l'on change dès qu'elles se refroidissent. Après un assez long intervalle, on emploie l'eau à 19, 18, 17 et 16 degrés, en diminuant toujours la température de l'eau, jusqu'à ce qu'on arrive à l'eau froide. On continue encore à employer l'eau froide pendant quelque temps, et l'on finit par l'emploi des enveloppements partiels excitants, comme dans le traitement des blessures.

k. — Des bains de coude.

Les bains de coude sont une partie additionnelle des bains de main. On les emploie pour dissiper les *inflammations, et en général toutes les maladies qui siégent sur les mains.*

Voici comment on doit procéder : On met dans une cuvette environ *deux pouces* d'eau *froide,* on y pose le coude du côté malade, on l'y laisse ordinairement de dix à quinze minutes; après quoi on l'essuie bien avec de la flanelle, jusqu'à ce qu'il devienne rouge, puis on le couvre avec les vêtements ordinaires. Ces sortes de bains doivent être employés quand on désire détourner le sang ou les humeurs nuisibles qui se portent aux mains. On guérit de la même manière les *ulcères* dont ces organes peuvent être le siége. Dans les *blessures très graves des mains,* on fera fort bien de prendre des bains de coude joints aux remèdes ci-dessus indiqués. Ce moyen est également applicable aux *engelures des mains*. Dans ce cas on applique en même temps des enveloppes partielles excitantes, qu'il faut employer longtemps. Ces mêmes enveloppes excitantes dissipent aussi les *engelures aux pieds*.

IV

Des préparatifs qui doivent précéder le traitement par l'eau et des soins particuliers qui doivent le suivre.

Avant de commencer le traitement par l'eau, il est nécessaire de bien connaître l'*état des entrailles et de l'abdomen* du malade. Il est peu d'individus chez qui ces parties du corps soient dans un état parfaitement normal. Trop souvent on néglige les garde-robes, et beaucoup de maladies proviennent de cette négligence. Le traitement par l'eau peut difficilement réussir si les intestins ne sont pas évacués. On fera donc bien, avant de commencer ce traitement, de mettre les intestins en bon état, en employant, non les purgatifs ordinaires qui affaiblissent et irritent souvent les intestins, et les rendent par là moins aptes qu'auparavant aux fonctions que la nature leur a dévolues, mais en employant des remèdes qui n'ont pas cet inconvénient, et particulièrement en buvant quelques sortes des eaux minérales. Les eaux de Marienbad et de Carlsbad, en Bohême, et en première ligne celles de Carlsbad, ont le mérite de purger sans affaiblir, si l'on n'en abuse pas. L'eau de mer, bue en petite quantité, produit aussi un bon effet. Mais comme peu de personnes peuvent faire usage de ces eaux, et qu'il existe dans d'autres pays des eaux douées de qualités analogues, et qui sont transportables, on fera bien d'en boire pendant quelques semaines avant de commencer le traitement, en supposant que l'état de l'abdomen rende nécessaire l'usage des eaux purgatives.

Quand *après* le traitement, on sentira les intestins encore embarrassés, on les évacuera comme nous venons de l'indiquer, et l'on aura soin de ne pas reprendre trop vite ses occupations et sa manière de vivre ordinaire. Le malade devra attendre tranquillement l'effet du traitement, qui ne pourra se manifester qu'après que la nature se sera reposée des efforts qu'elle a faits et que le corps aura repris son état habituel. Il est bien entendu que si les habitudes antérieures étaient nuisibles, il ne faudrait pas les reprendre, et qu'on devra s'accoutumer à suivre une vie bien réglée et accommodée aux besoins et aux forces du corps.

ANNEXES.

1. — Des bains de mer.

Je n'entrerai point dans de grands détails sur les bains de mer. Dans tous les établissements situés au bord de la mer, il y a des médecins qui ont fait sur ces bains, aujourd'hui en vogue, une étude particulière. Je ferai seulement quelques observations qui, je l'espère, seront prises en considération. J'ai vu que dans ces établissements la plupart des baigneurs restent trop longtemps dans l'eau, usage qui produit de fortes irritations plus nuisibles qu'avantageuses et qui cause souvent de graves maladies. Un autre usage très mauvais, c'est de jeter de grands seaux d'eau sur la tête des baigneurs. C'est donner une douche plus irritante que toutes les autres, et je conseille aux malades de ne jamais souffrir qu'on les douche ainsi. Les effets de cette douche sont souvent mauvais même sur les autres parties du corps. Ce que j'ai dit précédemment sur les douches peut être répété ici. Il faut bien distinguer les simples lotions de la tête et des autres parties du corps d'avec la méthode qui consiste à jeter des seaux d'eau sur la tête et sur le corps. Dès qu'on entre dans la mer, il faut se mouiller la tête; mais recevoir une douche d'eau de mer, c'est presque comme si l'on recevait un coup de bâton sur la tête. Les bains de lames même ne conviennent pas à tout le monde. Les personnes trop faibles, trop jeunes ou trop âgées, feront mieux de prendre l'eau de mer dans une baignoire et chauffée à 16 ou 18 degrés. Les bains de mer produiront souvent moins d'effet ou même un effet nuisible, si l'on n'y ajoute les *boissons d'eau de mer.* Ce breuvage est surtout recommandé aux personnes qui souffrent de *constipation,* ou qui ont seulement les *entrailles habituellement embarrassées;* elles doivent boire de l'eau de mer pendant le temps qu'elles usent des bains de mer, et se trouveront très bien de ce conseil.

Il est des malades qui, désirant hâter leur guérison, prennent trente bains dans l'espace de quinze jours, deux par jour. Il faut être fort robuste pour supporter impunément un tel régime. Cette conduite ressemble assez à celle de ces paysans qui boivent d'un trait la potion qu'ils doivent prendre en vingt jours. Il ne faut rien exagérer. Je dirai enfin que presque toutes les précautions et les règles prescrites pour le traitement par l'eau trouvent leur application quand il s'agit des bains de mer.

2. — Des eaux minérales.

Je l'ai déjà dit, la nature, toujours bienfaisante, a préparé dans le sein de la terre des boissons propres à guérir presque toutes les maladies. Mais les propriétés de ces boissons divines ne sont pas assez connues, et les hommes vont souvent chercher au loin un médicament qui jaillit sous leurs pas. La France particulièrement est riche en sources thermales ou minérales; on en a analysé un grand nombre par des procédés chimiques, mais il en est beaucoup dont on ne connaît pas du tout les vertus. L'esprit investigateur des Allemands les a portés à faire beaucoup de recherches sur le mérite des eaux thermales de leur pays, et il n'y a pas en Allemagne un territoire de quelque étendue où l'on ne trouve un établissement d'eau minérale. Ainsi, on a les eaux de Carlsbad et de Marienbad, dont j'ai déjà parlé; les eaux de Tœplitz, salutaires pour la goutte et pour la guérison des anciennes blessures; celles de Franzensbad, toniques et fortifiantes; celles de Bilna, dissolvantes; les eaux sulfureuses de Baden en

Autriche, de Baden-Baden, de Wiesbaden, d'Ems, de Kissingen, de Hombourg, etc., et bien d'autres également salutaires.

En France, on sait que les eaux de Vichy sont bonnes en particulier contre les maladies du foie. On connaît les vertus des eaux des Pyrénées, et, dans le nord, celles de Bourbonne, pour les anciennes blessures, et de Contrexeville, contre la gravelle. Enfin, on a en Italie les eaux de Bataglia, de Pise, de Lucques, d'Ischia. Il n'entre pas dans mon sujet de décrire les mérites divers de toutes ces eaux. D'ailleurs, des savants en ont fait l'analyse et en ont révélé les qualités salutaires. Je les mentionne seulement comme entrant dans le système général du traitement des maladies par l'effet de l'eau. Les maladies qui ne peuvent être guéries par la méthode que je viens de faire connaître pourraient peut-être céder à l'usage de certaines sources minérales, et même souvent sans aller les boire sur les lieux. On pourrait en user en les prenant dans des bouteilles bien bouchées.

En terminant, je dirai que l'*application du système que je viens d'exposer, aux eaux minérales* FROIDES, n'a pas été tentée, que je sache. Il me semble cependant qu'on pourrait le tenter avec succès, particulièrement dans des cas désespérés.

L'application des frictions avec le drap mouillé, des bains de siége, des bains de pieds, des bains de tête, des enveloppements, de la douche et des injections *avec différentes eaux minérales froides*, produirait certainement des effets extraordinaires. On pourrait très bien modérer cette application en élevant la température de ces eaux. J'en ai fait une seule expérience sur moi-même. En Allemagne, j'ai fait usage d'une source minérale froide qui contenait beaucoup d'oxygène; je l'appliquai d'après la méthode indiquée dans cet essai; et comme cette eau était trop froide pour ma constitution, j'en élevai la température jusqu'à 15 degrés, en y ajoutant de l'eau chauffée de la même source. Malheureusement j'avais peu de temps à ma disposition, et je n'en fis usage que pendant dix jours environ; cependant j'en éprouvai bientôt des effets très salutaires: ainsi je ressentis une augmentation de la force vitale, une activité de tous les organes et une disposition extraordinaire à l'agilité des membres.

Je laisse aux personnes plus habiles que moi le soin d'expérimenter le traitement qui fait le sujet de cet écrit, par l'emploi des eaux minérales froides, et je me trouverais heureux si cette idée pouvait être mise à exécution par des hommes éclairés, et leur fournir des résultats salutaires pour l'humanité souffrante.

3. — Bains de vapeurs.

Cette sorte de bains est particulièrement appropriée aux *climats très chauds et à ceux très froids.* C'est aussi dans ces régions extrêmes qu'on en use généralement et avec avantage. La constitution des habitants de ces régions et leurs forces corporelles leur font sentir le besoin de ce moyen énergique et irritant, parce que le grand froid et la grande chaleur diminuent et suppriment l'activité de la peau, et qu'il faut un agent d'une grande puissance pour rétablir cette activité.

Chez nous, et dans les climats tempérés en général, ces bains sont trop énergiques. Nos constitutions semblent trop frêles pour supporter une action aussi puissante. Aussi ne font-ils du bien qu'aux personnes fortes et apathiques, ou à celles qui sont atteintes de maladies chroniques siégeant dans les parties les moins délicates, comme, par exemple, à des *podagres*, des *chiagres*, des *sciatiques*, etc. Il ne faut donc *pas* les conseiller aux personnes faibles, sensibles, nerveuses, à celles qui souffrent de congestions de sang vers la tête, ou qui sont atteintes de maladies des parties délicates, telles que les poumons, la tête, et particulièrement les yeux, parce qu'ils feraient certainement plus de mal que de bien.

FIN.

www.ingramcontent.com/pod-product-compliance
Ingram Content Group UK Ltd.
Pitfield, Milton Keynes, MK11 3LW, UK
UKHW020944180726
13838UKWH00003B/1120

9 782329 09410